Vereinfachte quantitative Mikroelementaranalyse organischer Substanzen

Von

Dr. J. V. Dubsky
Privatdozent an der Universität Zürich

Mit 15 Figuren im Text

Leipzig :: Verlag von Veit & Comp. :: 1917

Druck von Metzger & Wittig in Leipzig.

Einleitung.

Die Untersuchungen Professor Fritz Pregls[1] über die spezifischen Gallensäuren führten zu einem in außerordentlich geringer Ausbeute erhältlichen Körper, der Brenzcholoidansäure. Sollten weitere Arbeiten nicht plötzlich aus Mangel an Material aufgegeben werden, so war es nötig, entweder jahrelang größere Mengen der Galle zu verarbeiten oder eine organische Mikroelementaranalyse zu ersinnen. Pregl, dessen schaffender Geist schon im Jahre 1905 durch die Konstruktion eines automatischen Verbrennungsofens[2], ausgezeichnet durch geringen Gasverbrauch und geringe Wärmeentwicklung, besonders aber durch Ersparnis an Zeit und Aufmerksamkeit, sein lebhaftes Interesse für die Elementaranalyse bekundete, entschied sich für das letztere. Auf den ersten Blick schienen die Arbeitsbedingungen für eine organische Mikroelementaranalyse völlig aussichtslos, und es ist nur der eisernen Geduld des geistreichen Forschers zu danken, daß alle die zahlreichen, scheinbar unüberwindlichen Schwierigkeiten in zweijähriger, mühevoller Arbeit beseitigt und genial einfache Arbeits-

[1] Fritz Pregl, Chem. Monatsh. 1902, Bd. **23**, S. 1; Ztschr. physiol. Chem. 1910, Bd. **65**, S. 157; Fritz Pregl und Hans Buchtala, ebenda 1911, Bd. **74**, S. 198.

[2] Fritz Pregl, Berl. Ber. 1905, Bd. **38**, S. 1434.

methoden der Öffentlichkeit übergeben werden konnten. Ohne die überraschende Geschicklichkeit in der Experimentier- und Glasblasekunst, ohne das vielseitige Wissen eines Arztes und Chemikers wäre es Pregl nimmer gelungen, so prizipiell eingreifend der Elementaranalyse neue Bahnen der Entwicklung zu weisen. Pregl gebührt das große Verdienst, eine ausgezeichnete Grundlage der Mikroelementaranalyse erdacht und ausgeführt zu haben. Welche Bedeutung der organischen Mikroelementaranalyse in der Zukunft beschieden sein dürfte, das kann nur der ermessen, der selbst einmal, aus Mangel an Material, eine Arbeit gerade im interessantesten Stadium unterbrechen mußte.

Die erste Veröffentlichung der Arbeitsmethoden Pregls erfolgte in dem Handbuch der biochemischen Arbeitsmethoden von Abderhalden Anfang 1912.[1] Die dort beschriebenen Arbeitsmethoden haben sehr gute Resultate ergeben, aber dennoch war Pregl bemüht, die Methoden noch zu vereinfachen und womöglich unabhängig von dem Geschick des Experimentators zu machen. Dieses Ziel schien erreicht zu sein, als ich im Sommer 1912 die Gelegenheit hatte, das zweite Entwicklungsstadium der Arbeitsmethoden im Institute von Professor Pregl — damals in Innsbruck — unter seiner anregenden Leitung in einer neuen, überaus zweckmäßigen Abänderung zu erproben. Mit

[1] 1912, Bd. 5, II, S. 1307—1356; vgl. auch Experimentalvorträge F. Pregls am 27. Februar 1911 in der Sitzung der Deutschen Chemischen Gesellschaft zu Berlin und am 21. Juli 1911 in der Sitzung der Physiologischen Gesellschaft zu Berlin.

seiner Zustimmung beschrieb ich sie dann kurz in der Chemikerzeitung.[1]

Später hatte ich Gelegenheit, wahrzunehmen, daß die vollkommene Aneignung dieser Methoden bis zu der Virtuosität, wie ich sie bei Pregl selbst beobachten konnte, auf Schwierigkeiten im Unterricht stößt; Mangel an Zeit gestattet den meisten nicht eine eingehende Beschäftigung mit der Mikroelementaranalyse und läßt sie vor derselben erschrecken. Gewisse äußere Umstände und Schwierigkeiten haben auch mich gezwungen, einstweilen auf die Verwendung der Mikroelementaranalyse zu verzichten, obwohl ich schon damals die Mikroanalyse auch dann bevorzugte, wenn mir genügend Material zur Verfügung stand. Eigene Arbeiten, sowie die meiner Schüler über Diketopiperazine, haben mich in den Sommerferien 1915 veranlaßt, der Mikroelementaranalyse weitgehendste Aufmerksamkeit zu schenken. Durch den Verschluß der Absorptionsapparate in zwei passenden Präparatengläschen gelang es mir, auf eine so einfache Weise die für mich große Schwierigkeit zu umgehen, daß die Wage in einem ganz anderen Arbeitsraum untergebracht war, denn nun war es sofort ermöglicht, mit den Apparaten von einem Arbeitsraum in den anderen zu wandern. Die erzielten, ausgezeichneten Erfolge mit ganz geringen Substanzmengen ließen mich versuchen, die quantitative Mikroelementaranalyse Pregls so abzuändern, daß ihre Aneignung weit geringere Ansprüche an Zeit und Fähigkeit des Experimentators

[1] 1914, Bd. 38, S. 505, 510, 767.

stellt. Das erstrebte Ziel war, die Mikroelementaranalyse so zu vereinfachen, so der gewöhnlichen Elementaranalyse anzupassen, daß ein jeder, der die letztere kennt, auch von selbst die Mikroelementaranalyse beherrscht.

Dieses erhoffte Ziel ist nach mühevoller Arbeit errungen und damit die Möglichkeit erzielt worden, diese Arbeitsmethode in den gewöhnlichen Studienplan der Hochschulen aufzunehmen. Schon 1914 machte ich zum Schluß des Referats der Arbeitsmethodik Pregls[1] darauf aufmerksam, daß nach neueren Vereinfachungen bereits 1 mg bei der Stickstoff- und 1 bzw. 2 mg bei der Kohlenstoff-Wasserstoffbestimmung zur Mikroelementaranalyse genügen. Im Laufe der vielen Versuche ist es mir völlig klar geworden, daß die Einführung der Mikroanalyse in weiteren Kreisen, besonders in den Arbeitsplan der Studenten, es unbedingt erfordert, die große Empfindlichkeit der Arbeitsmethoden dadurch zu mildern, daß man etwas größere Substanzmengen verwendet. In den seltensten Fällen wird man aus Substanzmangel genötigt, 1 mg oder noch weniger Substanz zur Analyse zu nehmen; gewöhnlich verfügt man über soviel Substanz, daß man mit leichtem Herzen 5—10 mg Stoff für die Analyse opfert, falls man weiß, die Arbeitsmethoden ergeben bestimmt sichere Resultate.

Die Verwendung größerer Substanzmengen erfordert eine Steigerung der Absorptionskraft der einzelnen Apparate bei der Kohlenstoff-Wasserstoffbestimmung, bzw.

[1] Chem.-Zeitung 1914, Bd. 38, S. 510.

die Möglichkeit, den erhaltenen Stickstoff in etwas rascherem Tempo wie bei der Arbeitsmethodik Pregls — in 5 Sekunden ein Bläschen — zu entwickeln, bei der Stickstoffbestimmung. Die Verwendung einer reduzierten Kupferspirale bzw. die mit Erfolg angebrachten Schliffe bei den Absorptionsapparaten, welche die Neufüllung derselben ermöglichen, erhöhten die Absorptionskraft der Apparate in dem Maße, daß wir dazu übergehen konnten, die Mikroanalyse so wesentlich zu vereinfachen. Der Quecksilbergasometer, der genial erdachte Preglsche Sauerstoffregler, die Kupfergranate, die Regenerierung der Absorptionsapparate, dies alles war mit einem Schlage nicht mehr nötig geworden. Die Steigerung der Absorptionskraft ermöglichte die Verwendung größerer Substanzmengen und dadurch wurde die Empfindlichkeit der Methodik soviel geringer, daß alle sinnigen Vorsichtsmaßregeln abgestreift werden konnten. Durch die strenge Anpassung der Mikroanalyse an die nunmehr fast ein Jahrhundert ältere Elementaranalyse ist ein gesunder Arbeitsboden aufgefunden worden, der wohl gestattet, der Mikroanalyse mit Erfolg mit der älteren Schwester auch im Unterricht sich um den Vorrang zu bewerben.

Die Mikroanalyse hat zurzeit eine große Vollkommenheit erreicht; die Ausführung der einzelnen Operationen ist einfacher und angenehmer als bei der Makroanalyse. Der größte Vorzug der folgend beschriebenen Methode ist jedoch, daß ein jeder, der die Makroanalyse beherrscht, von selbst auch die Mikroelementaranalyse mit Erfolg ausüben kann. In der Tat habe ich mich überzeugen können, bei vielen Kollegen und Studenten, daß sie sofort unter meiner praktischen Anleitung richtig analysieren konnten. Um jedoch auch allen denen die Ausübung dieser Arbeitsmethode zu ermöglichen, die es sich umständehalber versagen müssen, wenigstens eine Analyse unter persönlicher Leitung und Vorzeigen einzelner praktischer Handgriffe auszuführen, folge ich gern der freundlichen Anregung seitens Herrn Professor R. Willstätter, die vereinfachte Mikroelementaranalyse ausführlicher zu beschreiben.[1]

In letzter Zeit konnte ich auch das überraschende Urteil hören, es sei eigentlich selbstverständlich, wenn man eine gute Mikrowage besitzt, daß man auch gute Resultate der Elementaranalyse erhält; ich wende das Urteil und nehme es von der guten Seite: Die vereinfachte Mikroelementaranalyse ist so sicher und vollkommen geworden, daß man sie als etwas Selbstverständliches betrachtet und damit wäre ja das Ziel erreicht. Die aufmerksame Untersuchung der geschichtlichen Entwicklung der Mikroelementaranalyse beweist jedoch unerbittlich, daß der Menschengeist schwerfällig schafft und erst durch tieferes Eindringen in das Wesen der Sache dem Einfachen, Selbstverständlichen, das Kompliziertere weichen müsse.

Die Wage.

Allen bisher ausgeführten Untersuchungen über die Mikroelementaranalyse stand eine Wage zur Verfügung,

---

[1] Chem.-Zeitung 1916, Bd. 40, S. 201.

die sich bisher ausgezeichnet bewährt hat. Die Mikrowage ist ein Meisterwerk der Präzisionswerkstätte von Wilh. H. F. Kuhlmann in Hamburg-Barmbeck, Steilshoperstraße Nr. 103 (Nr. 19b des Kataloges, Preis samt Gewichtssatz etwa 270 Mark). Von diesem ausgezeichneten Instrument sei an dieser Stelle nur hervorgehoben,

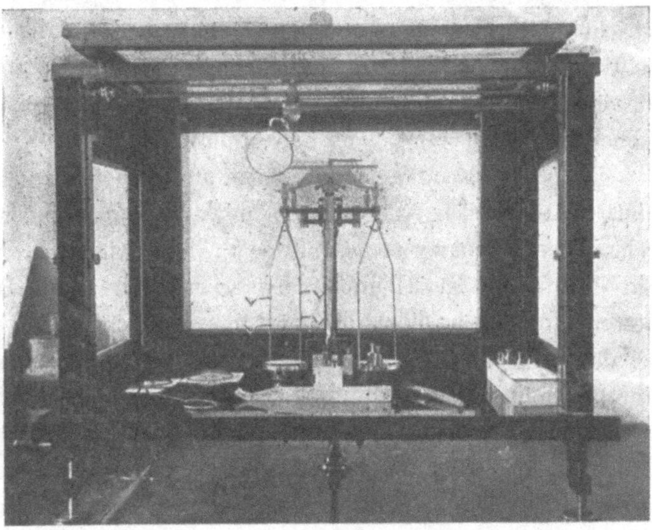

Mikrowage.

daß es bis zu einer Maximalbelastung von 20 g gleichbleibende Empfindlichkeit hat und infolge einer Balkenlänge von nur 70 mm außerordentlich rasch schwingt; der Reiter muß infolge der maschinell hergestellten hundert Einkerbungen an jeder Stelle des Reiterlineals stets den gleichen Sitz einnehmen. Ferner gestattet eine mit der Reiterverschiebung mitfahrende Lupe eine bequeme Ablesung, trotz Kleinheit des Balkens; auch die Schwingungen der Zunge werden durch einen vergrößernden Hohlspiegel beobachtet. Die Empfindlichkeit dieser Wage ist so eingestellt, daß $^1/_{10}$ mg eine Ausschlagsvergrößerung von 10 Teilstrichen nach der entgegengesetzten Seite bedingt und daß demnach ein Ausschlagsunterschied von einem Teilstrich $^1/_{100}$ mg entspricht. Durch Schätzung von Bruchteilen bei Beobachtung einer Reihe von Umkehrpunkten wird es mit diesem Instrument sogar möglich, Wägungen mit einer Genauigkeit von $\pm ^1/_{1000}$ mg auszuführen.

Es ist notwendig, diese Wage auf einer Marmorplatte aufzustellen, die auf in eine Grundmauer eingelassenen Eisenträgern fest aufliegt; die Gewichte sowie die dazu gehörige Elfenbeinpinzette bewahre man am besten im Wagengehäuse in der Nähe der rechten Wageschale offen auf. Die kleinen Drahtgewichte werden durch Abpinseln, die Grammgewichte durch sanftes Abwischen mit Rehleder gereinigt und am besten auf einem Stück Glanzpapier aufgestellt. Bei günstiger, sicherer Aufstellung der Wage verbleibt der Nullpunkt fast konstant.

I. Die mikrogasometrische Stickstoffbestimmung. (Mikro-Dumas.)

a) Mikrobicarbonatröhre.

Die Herstellung luftfreier Kohlensäure bei der Anwendung des Kippschen Apparates bereitet, obwohl Professor Pregl die Anwendung desselben zur Verdrängung der Luft durch Kohlensäure empfiehlt und eine genaue Vorschrift angibt, um die Kohlensäure möglichst luftfrei zu erhalten, dem Anfänger doch, auch bei sehr viel Zeitaufwand, große Schwierigkeiten. Wegen der Absorption der Luft an den Glaswänden des Apparates, am Marmor oder selbst Kalkspatkristallen, weiter wegen der Löslichkeit der Luft in Salzsäure gelingt es nicht vor 1—2 Tagen, für die Analyse brauchbare Kohlensäure zu erhalten. Deshalb folge ich dem Vorschlage Dr. Walter Brunners[1] und benutze eine Mikrobicarbonatröhre (Abb. 1) von 8 cm Länge und 10 bis 15 mm Durchmesser, da es in den meisten Fällen wünschenswert ist, sofort einen luftfreien Kohlensäurestrom zu erhalten. An die Mikrobicarbonatröhre reiht

[1] Chem.-Zeitung 1914, S. 767; Inauguraldissertation, Freiburg i. B. 1914, S. 36.

sich ein Mikrowaschfläschchen der in der Abb. 1 wiedergegebenen zweckmäßigen Form, das mit ein paar Tropfen Wasser gefüllt ist. Die Zuführung und Ableitung des

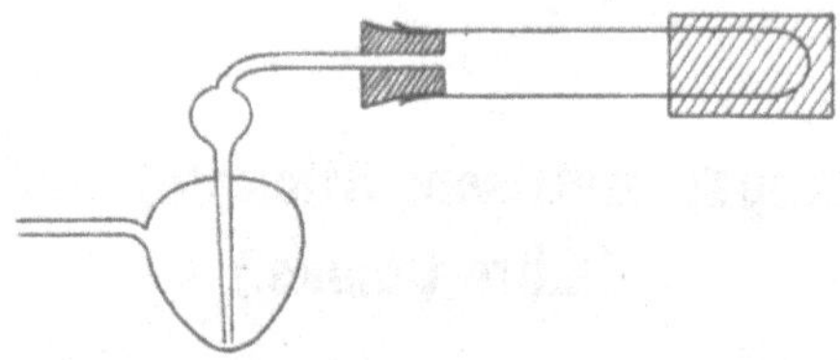

Abb. 1. **Mikrocarbonatröhrchen samt Waschfläschchen.**

Gases aus dem Waschfläschchen geschieht durch ein ausgezogenes Kapillarrohr.

Man erhält so einen regelmäßigen Strom luftfreier Kohlensäure, ohne stark erwärmen zu müssen. Es genügt ein schwachleuchtendes Flämmchen von $1^1/_2$ cm Höhe bzw. die Stichflamme eines Bunsenbrenners, um durch Erwärmen des Bicarbonats soviel Kohlensäure zu erhalten, daß das Rohr luftfrei dadurch gefüllt wird. Nach 6—8 Minuten kann mit der Verbrennung begonnen werden. Während der Verbrennung läßt man das Flämmchen an derselben Stelle, so daß der Kohlensäurestrom aufhört, ohne daß jedoch im Waschfläschchen das Wasser zurücksteigt. Noch vorteilhafter ist es, das Ende des Bicarbonatröhrchens in eine Kupferdrahtnetzrolle, die mit etwas Asbestpapier ausgekleidet ist, zu stecken; während der Verbrennung wird die Stichflamme mit dem Kupferdrahtnetzröllchen etwa $1^1/_2$ cm nach rechts verschoben, so daß nunmehr ein ganz milder Kohlensäurestrom das Rohr durchströmt.

b) Die fünfzigprozentige Kalilauge.

Für sichere, einwandfreie gasometrische Ablesung über 50%iger Kalilauge ist es ein unbedingtes Erfordernis, daß das Niveau derselben absolut schaumfrei ist. Pregl gibt die folgende Darstellungsmethode einer 50%igen Kalilauge mit den erforderlichen Eigenschaften:

200 g Kaliumhydroxyd in Stangen (von Merck) werden in 198 ccm Wasser zur Lösung gebracht und hierauf 2 ccm einer heißen konzentrierten Baryumhydroxydlösung zugesetzt. Nach dem Umschütteln lasse man $^1/_4$ Stunde stehen, um die Hauptmenge des ausgeschiedenen Baryumcarbonats sich absetzen zu lassen, und dekantiert und filtriert durch einen Trichter über ein Bäuschchen Seidenasbest, bis man ein vollkommen wasserklares Filtrat erhält. Die so erhaltene Kalilauge wird in mit Gummistopfen verschlossenen Flaschen aufbewahrt.

In den meisten Fällen dürfte reines Kaliumhydroxyd von Merck ohne diese Nachbehandlung direkt verwendet werden können. Die Kalilauge im Azotometer ist dann zu erneuern, sobald die Ablesung wegen der Schaumbildung erschwert wird; mit einer Kalilaugefüllung kann man zehn bis zwölf Bestimmungen ausführen.

c) Das Mikroazotometer.

Der mit Teilung versehene Anteil des Mikroazotometers, der sich unter dem Hahn befindet, besitzt eine Länge von 16—18 cm und umfaßt nur 1,5 ccm; einzelne der Teilstriche wurden ermittelt durch Kalibrierung mit Quecksilber, die Unterabteilungen jedoch auf der Teilmaschine hergestellt und je ein Teilstrich entspricht 0,01 ccm. Die Ablesung mit Lupe ist sehr zu empfehlen und gestattet mit der größten Sicherheit noch Schätzung von 0,005 ccm. Einzelne der Präzisionsmikroazotometer, deren Teilung zu hohe Ablesungswerte ergeben, haben einen Prüfungsschein von Pregl beigelegt erhalten, der dank der genauen Ausmessung mit Quecksilber eine Korrekturtabelle bringt, die diese Azotometer trotz der Teilungsfehler für die genauesten mikroanalytischen Stickstoffbestimmungen vollkommen geeignet macht.

Beim Berechnen der Analysenresultate bringt Professor Pregl 2% des abgelesenen Stickstoffvolumens in Abzug. Diese Korrektur erklärt er dadurch, daß die 50%ige Kalilauge als visköse Flüssigkeit die innere Oberfläche der kalibrierten Röhre mit einer Schichte von gewisser Dicke benetzt. Die Tension der Kalilauge bleibt unberücksichtigt. Diese Korrektur wurde durch wiederholte, überaus zahlreiche Analysen reiner Substanzen ermittelt.

Dr. W. Brunner erschien es wünschenswert, diese Korrektur auf experimentellem Wege zu ermitteln und er versuchte, die Volumverminderung durch 50%ige Kalilauge nachzuprüfen.[1] Er nahm deshalb ein oben rund verschmolzenes, 4 mm weites, unten offenes Rohr, das 1 ccm faßte und dessen Volumen mit Quecksilber bei Zimmertemperatur ausgemessen wurde. Das Röhrchen wurde mit Schwefelsäure-Chromsäure-Gemisch gereinigt, gewaschen, getrocknet und gewogen; darauf

[1] Inauguraldissertation, Freiburg i. B. 1914, S. 38—40.

wurde es mit 50%iger Kalilauge gefüllt und die Kalilauge in eine verschlossene Proberöhre abfließen gelassen. Vor dem Wägen des Rohres wurde beachtet, daß sich kein Tropfen am Ende des Rohres ansammelt. Das nach verschiedenen Zeiten — 10, 20, 30 Minuten — gewogene Röhrchen gab eine Gewichtsvermehrung, die bei einem spezifischen Gewicht der Kalilauge von 1,475 einer Volumverminderung von durchschnittlich 0,015 ccm pro 1 ccm, also um 1,5% entsprach.

Eine derartige gleiche Korrektur bei Makroanalysen ist nicht im Bereich der sonstigen Genauigkeit. Der gleiche Versuch mit einer 10 ccm fassenden, 11 mm weiten Röhre mit Wasser als benetzende Flüssigkeit lieferte eine Volumverminderung von 0,004 ccm pro 1 ccm, also 0,4%.

Obwohl bei Makroanalysen die Tension von 50%iger Kalilauge vernachlässigt werden kann, ist sie hier unbedingt zu berücksichtigen. Da Angaben über die Tension von 50%iger Kalilauge bei verschiedenen Temperaturen nicht vorliegen, stellte W. Brunner Messungen der Tension mit hier verlangter Genauigkeit an.

Die Tension wurde ermittelt durch die Senkung des Quecksilberspiegels im Hofmannschen Apparat. Die Ablesung geschah durch ein Mikroskop, welches an einem Nonius justiert war.

Um die Dampftension bei verschiedenen Temperaturen messen zu können, wurde das Barometer mit einem Kühlermantel umgeben, der mit Wasser der erforderlichen Temperatur gefüllt war. Die Bestimmungen wurden bei 9, 11, 18, 24° ausgeführt; die übrigen Werte wurden durch graphische Interpolation gefunden:

T^0	p mm	T^0	p mm
7	2,2	16	4,3
8	2,3	17	4,6
9	2,4	18	5,0
10	2,6	19	5,4
11	2,8	20	5,8
12	3,1	21	6,2
13	3,4	22	6,6
14	3,7	23	7,1
15	4,0	24	7,6

Die Tension von 50 %iger Kalilauge bei 0° ist nach Dieterici rund 1,6 mm, also rund $1/3$ der des Wassers. Dieses Verhältnis trifft auch bei den übrigen Temperaturen annähernd zu. Berechnet man die relative Tension $\frac{p-p'}{p}$ bei 0°, wobei p die Tension des Wassers, p' die der Kalilauge ist, und läßt diesen gefundenen Wert konstant, setzt für p den jeweiligen Wert der Tension bei verschiedenen Temperaturen, so erhält man für p' annähernde Werte der Tension der Kalilauge. Diese Kurve steigt jedoch gegenüber der Wassertension und der gefundenen Tension der Kalilauge rascher und stimmt im äußersten Falle um 0,5 mm nicht überein.

T^0	p mm	T^0	p mm
7	2,6	16	4,7
8	2,8	17	5,0
9	3,0	18	5,3
10	3,2	19	5,7

T^0	p mm	T^0	p mm
11	3,4	20	6,1
12	3,6	21	6,4
13	3,9	22	6,8
14	4,2	23	6,3
15	4,4	24	6,7

Beide Korrekturen zusammen (1,5% + Tension der Kalilauge) machen bei Zimmertemperatur von 17—19° C. ungefähr eine Korrektion von 2% aus, weshalb es der Einfachheit halber hinlänglich gerechtfertigt ist, noch weiterhin, wie man z. B. aus vorliegenden Beleganalysen W. Brunners sieht, diese Korrektur anzubringen.

Nitrothiophen der Anthrachinonreihe.

4,870 mg Subst. gaben 0,220 ccm N (20°, 745 mm).

	Gefunden:	Berechnet:
mit 2% Abzug	N 5,01%	4,98%
mit 1,5% Abzug + Tension der Kalilauge	N 5,00%	

Antipyrin:

5,020 mg Subst.: 0,675 ccm N (20° und 745 mm).

	Gefunden:	Berechnet:
mit 2% Abzug	N 15,04%	14,90%
mit 1,5% Abzug + Tension der Kalilauge	N 15,01%	

d) Vorbereitung des Verbrennungsrohres.

Verwendet wird ein Jenaer Verbrennungsrohr, das einen äußeren Durchmesser von 10 mm und eine Länge von 43 cm aufweist, beiderseits offen.[1] Die Füllung des Rohres ersieht man aus der Abb. 2: eine 6 cm lange, gut passende, reduzierte Spirale, dann eine Schicht von

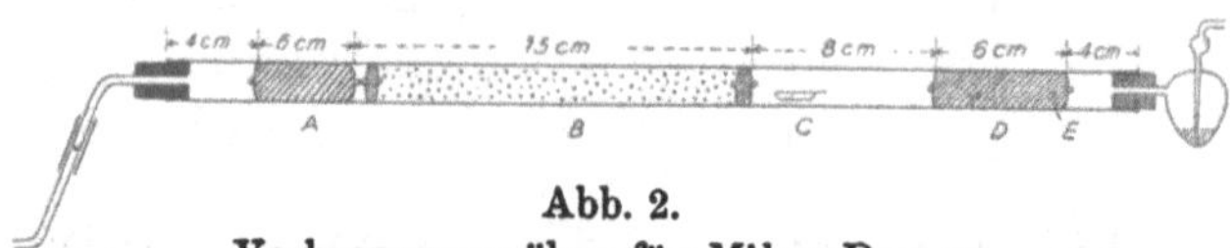

Abb. 2.
Verbrennungsröhre für Mikro-Dumas.
A reduzierte Spirale; *B* Kupferoxydschicht; *C* Porzellanschiffchen; *D* oxydierte Spirale.

grobem, drahtförmigem Kupferoxyd bzw. Kupferoxyd von Kahlbaum zur Elementaranalyse von Hirsekorngröße, die durch zwei kleine, oxydierte Kupferdrahtnetzspiralen zusammengehalten wird, von der Länge 15 cm; alsdann das Schiffchen und eine oxydierte Kupferspirale, 6 cm lang. Die Spirale wird mit Methylalkohol reduziert und einige Minuten bei 120° getrocknet.

Das ganze Rohr liegt auf einer eisernen Schiene von diesem Querschnitt 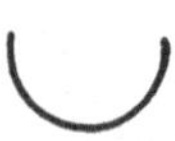, die mit etwas dünnem Asbestpapier ausgekleidet und 32 cm lang ist. Die eiserne Schiene gestattet ein schnelles Anheizen des Rohres und schützt dasselbe gleichzeitig sowohl vor unnötigem Überheizen, als auch vor dem unangenehmen Krummbiegen

[1] Anfangs verwendeten wir ein 34 cm langes Verbrennungsrohr; aber die Arbeitserfahrung zeigte uns, daß es besonders für den Unterricht sowie beim Verbrennen explosiver Substanzen vorteilhafter sei, etwas längeres Rohr zu benutzen und dementsprechend ein längeres Verbrennungsgestell.

des Rohres.[1] Ein eigentlicher Verbrennungsofen ist für die Mikroelementaranalyse nicht erforderlich. Es genügt ein einfaches, eisernes Blechgestell, das die Schiene in einer Höhe von etwa 21 cm in horizontaler Lage trägt (Abb. 3). Die zwei seitlichen Teile (a, a_1) mit dem Ein-

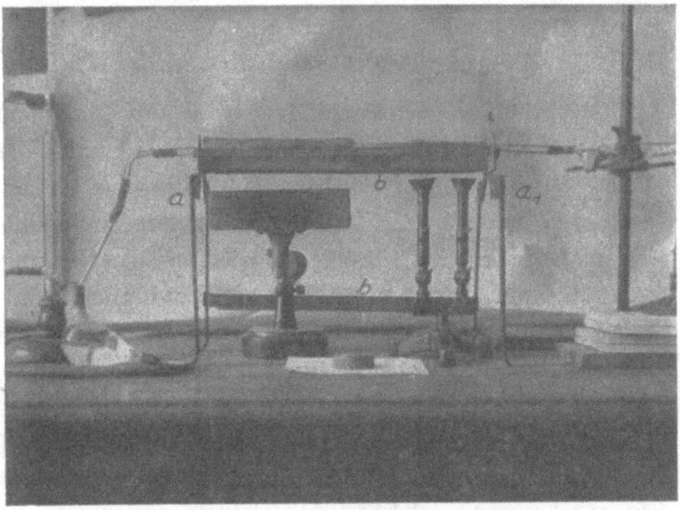

Abb. 3. Mikro-Dumas.
(Photogr. Aufnahme von stud. phil. F. Blumer.)

schnitt, in welchem das Verbrennungsrohr Platz findet, sind durch drei abnehmbare Bandeisen (b) in der Entfernung von 30 cm zusammengehalten. Die oberen beiden

---

[1] Professor Pregl hatte zum Schutze des Rohres dasselbe etwa zur Hälfte mit einer einfachen Lage dünnen Asbestpapiers und darüber einer einfachen Lage dünnen Messingblechs umwickelt, das an drei Stellen mit Eisendraht festgebunden war.

Bandeisen sind rechtwinklig gebogen, damit auf ihnen die Drahtnetze aufliegen können, die anstatt der Kacheln der Makroanalyse verwendet werden. Über der reduzierten Spirale und dem groben Kupferoxyd befindet sich ein halbrund gebogenes Drahtnetz von 16 cm Länge und dann zwei kleinere von je 6 cm Länge.

e) Abwägen der Substanz.

Das kleine Porzellanschiffchen wird ausgeglüht, auf einem blanken Kupferblock erkalten gelassen[1] und 2 bis 10 mg Substanz hineingewogen. Mit Hilfe eines einfach gefalteten Papierstreifens bringt man die Substanz mühelos in das Schiffchen; das letztere ist vor der Wägung sorgfältig mit einem feinen Pinsel abzustäuben. Das Schiffchen wird selbstverständlich stets nur mit einer Pinzette auf die Wage übertragen; jedoch die Pinzette des Gewichtssatzes verwende man nie zu diesem Zweck! Eine Verunreinigung der Pinzette könnte leicht auf die Gewichte übertragen werden und dann käme man aus den Analysenschwierigkeiten gar nicht heraus; überhaupt ist eine vorsorgliche Behandlung der Wage und der Gewichte nicht hoch genug zu schätzen. Empfehlenswert ist für rasches Wägen die Verwendung eines Taragewichtchens für das Schiffchen, das man sich selbst aus Aluminiumdraht leicht herstellen kann.

Bei hygroskopischen Körpern verbietet sich die Wägung im offenen Schiffchen, und man ist daher ge-

---

[1] Auf einem Kupferblock erreicht das Schiffchen schnell die Zimmertemperatur.

nötigt, sowohl das leere Schiffchen als auch dieses samt der Substanz in einem Wägegläschen (Abb. 4) zur Wage zu bringen.

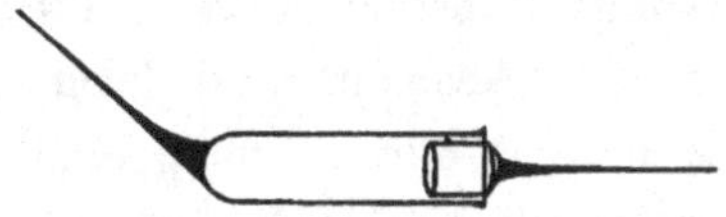

Abb. 4. Wägegläschen für das Schiffchen.

Professor Pregl füllt die zu untersuchende Substanz in ein kleines Wägegläschen (Abb. 5) von 4 cm Länge,

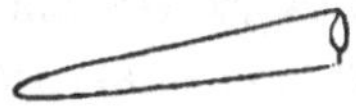

Abb. 5. Wägegläschen.

das am abgeschmolzenen Ende etwa 3 mm und an dem schräg abgesprengten offenen Ende 5 mm betragende Weite hat; dieses wird mit einem Gazelappen sorgfältig abgewischt, mit Hilfe eines aus Aluminiumdraht gefertigten kleinen Bänkchens auf die Wage gebracht (Abb. 6). Nach $^1/_2$—1 Minute hat das durch Abwischen

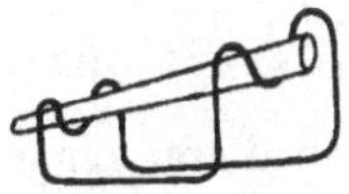

Abb. 6. Aluminiumbänkchen.

erwärmte Wägegläschen die gewünschte Gewichtskonstanz erreicht und man kann das Gewicht bestimmen. Nun ergreift man das Wägegläschen mit Zeigefinger und Daumen der linken Hand an seinem offenen Ende, nimmt es von der Wage und faßt es mit Hilfe eines mehrfach zusammengelegten Gazelappens mit den ersten drei Fingern der rechten Hand, um daraus die für die Analyse notwendige Substanzmenge in das Mischröhrchen durch entsprechendes Ausklopfen bei gleichzeitigem Drehen abzufüllen. Man lernt durch Übung eine entsprechende Substanzmenge durch Ausklopfen zu entfernen; hierauf bringt man das Röhrchen wieder in seine ursprüngliche Lage auf die Wage und bestimmt sein Gewicht wie zuvor. Die Mischröhrchen sind kleine Präparatengläschen von 9 mm Durchmesser und 8 cm Länge, die mit einem tadellos schließenden Kork verschlossen sind.[1]

Einem jeden Anfänger bereitet das Wägen nach der oben beschriebenen Methode Schwierigkeiten und deshalb haben wir uns entschlossen, das Porzellanschiffchen ausschließlich zur Wägung zu nehmen. In der Tat bereitet diese Art des Abwägens keine Schwierigkeiten mehr und ist in 3—5 Minuten bequem auszuführen. Bei sehr schwer verbrennbaren Substanzen, sowie bei explosiven Verbindungen schüttet man einfach auf das Schiffchen etwas feines Kupferoxyd.

f) Ausführung der Stickstoffbestimmung.

Das Schiffchen wird mit einer Pinzette in das Verbrennungsrohr eingeführt und hierauf die oxydierte Spirale und das Rohr mit dem Waschfläschchen des Bicarbonatröhrchens verbunden, mittels eines kurzen,

[1] Abderhalden, Biochem. Arbeitsmethoden: F. Pregl, Quantitative Mikroelementaranalyse, Bd. 5, S. 1338 (1912).

dickwandigen Kautschukschlauchs. Am besten führt man zuerst den Kautschukschlauch zur Hälfte seiner Länge in das Rohr hinein und hierauf schiebt man die etwas befeuchtete Kapillare in die Öffnung des ebenfalls etwas feuchten Kautschukrohrs kräftig hinein. Der Abschluß muß unbedingt vollkommen sein und ist bei der Verwendung eines passenden Kautschukschlauchs bzw. einer der Öffnung des Kautschuks angemessenen, passend weiten Kapillare leicht zu erzielen.

In den meisten Fällen ist es vorteilhaft, die Substanz mit Kupferoxyd überschüttet zu verbrennen. Zu diesem Zwecke bringt man auf die kurze Kupferoxydspirale zuerst eine Lage von feinem Kupferoxyd von etwa 0,5—1 cm Länge, indem man mit dem Verbrennungsrohr in ein Präparatengläschen mit ausgeglühtem feinen Kupferoxyd direkt hineinlangt und das Kupferoxyd durch Aufklopfen in das Rohr hinein bekommt. Dann schiebt man das Schiffchen ins Rohr und durch vorsichtiges, nochmaliges Hineintauchen des Verbrennungsrohrs in das Gläschen mit dem Kupferoxyd bringt man eine genügende Menge Kupferoxyd in das Verbrennungsrohr. Falls man jetzt nochmals das Rohr in horizontaler Lage aufklopft, erzielt man eine genügende Vermengung der Substanz mit Kupferoxyd und gleichzeitig bildet sich oben ein Kanal zur besseren Vertreibung der Luft aus dem Rohr. Auf das feine Kupferoxyd folgt die oxydierte Spirale.

In einzelnen Fällen kann man die Substanz direkt im Schiffchen mit etwas Kupferoxyd überschütten.

An das Waschfläschchen schließt sich das Bicarbonatröhrchen an; es ist vorteilhaft, dem Bicarbonatröhrchen mit Hilfe einer Klammer eine etwas schräge Lage zu geben, damit das entstandene Wasser zum Stopfen abfließen kann; sonst springen die Röhrchen leicht, falls das gebildete Wasser an die erhitzte Glasstelle kommt. Das Ende des Bicarbonatröhrchens steckt in der mit Asbestpapier ausgekleideten Kupferdrahtnetzrolle und wird durch die Stichflamme eines Bunsenbrenners vorgewärmt. Nach 5 Minuten verbindet man das andere Ende des Rohres mittels eines kurzen Kautschukschlauchs mit dem dickwandigen Kapillarrohr, das die Verbindung des Rohres mit dem Azotometer vermittelt. Auch hier ist das eventuell etwas verjüngte Ende des Kapillarrohrs, befeuchtet, mit Kraft in die Öffnung des Kautschukrohrs hineinzustoßen, um einwandfreien Verschluß zu erzielen. Die Dicke der Kapillare und die Öffnung des Kautschukrohrs müssen natürlich sorgfältig angepaßt sein.

Das Kapillarrohr verbindet man gleichzeitig mittels eines guten, dickwandigen Kautschuks mit dem Azotometer, wobei die Birne des letzteren gesenkt ist. Innerhalb weiterer 3 Minuten ist die Luft vollkommen verdrängt, die Bläschen sind ganz klein. Jetzt wird die Birne in die Höhe gehoben, der Hahn beim Azotometer geschlossen und der 15 cm lange Brenner unter die Eisenschiene gestellt, die ein rasches Erhitzen des Rohres zur hellen Rotglut gestattet. Statt der Kacheln benutzt man hier einen 16 cm langen Drahtnetztunnel; mit Erfolg verwendet man statt des Langbrenners auch einen vierfachen Bunsenbrenner, bzw. einen Teklubrenner mit einem passenden, 15 cm langen Aufsatz, der mit vielen kleinen Gasöffnungen zweireihig versehen ist, um den größten Anteil des groben Kupferoxyds nebst der reduzierten Spirale zu erhitzen.

Gleichzeitig wird die Stichflamme mit dem Kupferdrahtnetzröllchen etwa $1^1/_2$ cm nach rechts geschoben, so daß nunmehr ein ganz milder Kohlensäurestrom das Rohr durchströmt; an der äußersten Stelle *E* der oxydierten Kupferoxydspirale erhitzt man zur selben Zeit mit einer kleinen Flamme eines Bunsenbrenners. Das Anheizen des Rohres bis zur hellen Rotglut erfordert etwa 5 Minuten und die Bläschen sind stets ganz klein geblieben; kein Schaum hat sich gebildet, zum Zeichen dafür, daß die Luft schon in der Kälte vollkommen vertrieben wurde. Jetzt sind die reduzierte Spirale und zwei Drittel des groben Kupferoxyds in heller Rotglut, und die ganze Kunst der Stickstoffbestimmung ist, etwa 5 Minuten ruhig zu warten, bis von der erhitzten Stelle *E* aus ganz allmählich die Substanz verbrennt. Bei schwer verbrennbaren Substanzen muß man natürlich die Flamme von Zeit zu Zeit vergrößern; bei leicht verbrennbaren, explosiven Substanzen genügt das kleine Flämmchen. Jetzt kann man eine volle Bunsenflamme unter die Spirale *D*, einige Sekunden später auch unter das Schiffchen und das letzte Drittel des groben Kupferoxyds *B* stellen. Vorteilhaft ist die Verwendung eines mehrfachen Bunsenbrenners bzw. ähnlicher, nur etwas kürzerer — 6 bis 7 cm langer — Aufsätze für Bunsenbrenner, wie sie statt des Langbrenners verwendet werden können.

Das ganze Rohr ist in Rotglut, das Kupferdrahtnetzröllchen mit der Stichflamme wird wieder $1^1/_2$ cm nach links geschoben, um einen lebhafteren Kohlensäurestrom zu erzielen. Innerhalb 3—5 Minuten ist der Stickstoff vollkommen ausgetrieben, sind die Bläschen ganz klein.

Nun löst man die Schlauchverbindung zwischen dem Mikroazotometer und dem winklig gebogenen Kapillarrohr, bei gehobener Birne, wobei der Schlauch am Azotometer verbleibt. Bei richtiger Füllung des Azotometers mit genügender Quecksilbermenge ist die Anbringung eines Quetschhahns an diesem Schlauchstück völlig überflüssig. Das abgenommene Mikroazotometer stellt man mit gehobener Birne neben ein Thermometer und läßt das aufgefangene Gas 15 Minuten unter Druck stehen; dann bringt man die Kalilauge in der Birne und den Meniskus in gleiches Niveau und wartet noch einige Minuten, bis der Laugenmeniskus konstant bleibt. Die Ablesung wird mit einer Lupe, entweder im durchgehenden oder im auffallenden Licht, vorgenommen. Man beobachtet mit der Lupe ein solches Bild des Meniskus  und liest am besten stets den scharfen mittleren Punkt *a* ab.

Das erhaltene Volumen ist um 2% zu vermindern, entsprechend der Benetzung der Kalilauge an den Wänden und der Tension der Kalilauge, und die so erhaltenen Kubikzentimeter des Stickstoffs werden wie üblich in Rechnung gezogen: log ccm des Stickstoffs + log des Gewichts von 1 ccm Stickstoff bei t^0 und b mm Druck

— log angewandte Substanz ergibt log der gesuchten Prozente Stickstoff.[1]

Z. B. 4,850 mg Substanz ergaben 0,800 ccm Stickstoff bei 18° und 716 mm. Das verwendete Azotometer ergibt laut Prüfungsschein der Kalibrierung einen Fehler von +0,004 ccm; folglich ist dieser Wert zu subtrahieren:

$$\begin{array}{r} 0{,}800 \text{ ccm} \\ 0{,}004 \text{ ccm} \\ \hline 0{,}796 \text{ ccm} \end{array}$$

Die Verringerung des Volumens[2] um 2% beträgt 0,016 ccm

$$\begin{array}{r} 0{,}796 \text{ ccm} \\ 0{,}016 \text{ ccm} \\ \hline 0{,}780 \text{ ccm} \end{array}$$

Das eigentliche Volumen des Stickstoffs beträgt also 0,780 ccm und diese Zahl ist bei der Publikation anzugeben:

---

[1] Den log des Gewichts von 1 ccm Stickstoff findet man in den bekannten logarithmischen Rechentafeln für Chemiker von F. W. Küster, Verlag Veit & Comp., Leipzig. Die Gattermannsche Tabelle („Die Praxis des organ. Chemikers") gibt das Gewicht eines Kubikzentimeters feuchten Stickstoffs in Milligrammen an und ist für diese Zwecke nicht zu verwerten.

[2] Tausende von Bestimmungen haben diese Korrektur begründet und bei einfacher Überlegung muß man sofort die Be rechtigung derselben einsehen, um so mehr, als man sich jederzeit durch Wiederholen der erwähnten Versuche von Dr. Brunner von dem Verringern des Volumens des Azotometers durch Benetzung der Kalilauge an den Wänden sofort überzeugen kann.

+ log ccm Stickstoff	89209	
log von Gewicht 1 ccm N.	04341	
bei t^0 u. b mm	93550	
− log Substanz	68574	
log $^0/_0$ N	24976	17,77 $^0/_0$ N gef.

Berechnet für $C_5H_4N_2O_4$ bzw. $CH_3-N<^{CO-CO}_{CO-CO}>NH$ 17,94 $^0/_0$ N.

Die ganze Stickstoffbestimmung erfordert 25—30 Minuten, die eigentliche Verbrennung 10—15 Minuten.

Für die folgenden Bestimmungen braucht man die reduzierte Spirale gar nicht herauszunehmen, falls man das Rohr im Kohlensäurestrom erkalten ließ; hingegen ist ein Teil des groben Kupferoxyds reduziert worden und durch frisches zu ersetzten. Beim Überschütten der Substanz mit feinem Kupferoxyd wurde dieses reduziert und das grobe Kupferoxyd bleibt unverändert. Die reduzierte Spirale kann man nach der Verbrennung aus dem erkalteten Rohr herausziehen und im Exsikkator über H_2SO_4 aufbewahren; sie bleibt stets blank und kann zu wiederholten Malen benutzt werden.

Sollte sich dennoch bei der Verbrennung etwas Schaum gebildet haben, was die Ablesung des Meniskus recht erschwert, so kann man denselben durch wiederholtes Heben und Senken der Birne, bei gleichzeitig verschlossenem Kautschukrohr, das die Kapillare mit dem Azotometer verbindet, leicht entfernen.

Wir haben uns auch interessiert für das Überfüllen des Stickstoffs nach Gattermann und Auffangen desselben über Wasser; es gelang uns, die Schwierigkeit, daß das Gas beim Überfüllen in die enge Kapillare nicht aufsteigen wollte, dadurch zu beheben, daß die Kapillare mit einem breiteren Ansatz versehen wurde, wo sich der Stickstoff beim Überfüllen ansammelt. Bringt man in die Kapillare einen ganz dünnen Draht, so steigt das Gas in der Kapillare langsam hinauf; dennoch scheint uns das Überfüllen des Stickstoffs die Bestimmung nur kompliziert zu machen, da die beiden Korrekturen — Tension des Wassers und die Benetzung der Glaswand — auch hier zur Geltung kommen.

Es sei empfohlen, wenigstens im Beginn stets soviel Substanz zu nehmen, um etwa 1 ccm Stickstoff zu erhalten, da alsdann die Fehlergrenzen viel kleiner sind, wie bei einer Bestimmung, die sich aus 0,3—0,5 ccm Stickstoff ergibt.

Ich lasse hier nur einige Analysen folgen, die nach dieser Methode ausgeführt worden sind:

2-3-5-6-Tetraketo-1-methylhexahydro-1-4-diazin:[1]

4,850 mg Subst.: 0,780 ccm N (18°, 716 mm) = 17,77% N gef.,
17,94% N ber.,

Azetanilid:[2]

7,16 mg Subst.: 0,676 ccm N (17,5°, 715 mm) = 10,44% N gef.
10,4% N ber.

Iminodipropioamid:[3]

2,530 mg Subst.: 0,582 ccm N (15,5°, 734 mm) = 26,29% N gef.,
26,49% N ber.

---

[1] Ausgeführt von Dr. F. Wittka, Berl. Ber. 49, 1040 (1916).

[2] Ausgeführt von J. Petters.

[3] Ausgeführt von Frl. W. D. Wensink, Utrecht, Berl. Ber. 49, 1134 (1916).

Nitro-α,α'-iminodipropionitril:[1]

2,013 mg Subst.: 0,605 ccm N (17°, 711 mm) = 33,06% N gef.,
33,36% N ber.

Carbonyl-di-äthyloxamid:[2]

3,815 mg Subst.: 0,742 ccm N (18°, 725 mm) = 21,73% N gef.,
21,72% N ber.

Harnstoff:[3]

4,636 mg Subst.: 1,860 ccm N (14°, 764 mm) = 46,5% N gef.,
46,6% N ber.

3-Methoxy-dihydrochromonoxim:[4]

9,305 mg Subst.: 0,608 ccm N (19°, 727 mm) = 7,31% N gef.,
7,25% N ber.

Nitrophenol:[5]

9,105 mg Subst,: 0,832 ccm N (20°, 725 mm) = 10,16% N gef.,
10,1% N ber.

Sukzinimid:[6]

4,360 mg Subst.: 0,554 ccm N (18°, 726 mm) = 14,23% N gef.,
14,14% N ber.

p-Tolyliminodiazetimid:[7]

4,09 mg Subst.: 0,513 ccm N (19°, 721 mm) = 13,91% N gef.,
13,72% N ber.

[1] Ausgeführt von Ch. Gränacher, Berl. Ber. 49, 1134 (1916).

[2] Ausgeführt von F. Blumer.

[3] Ausgeführt von Dr. I. J. Rinkes, Leiden; vgl. auch das Referat über die vereinfachte Mikroelementaranalyse, Chem. Weekblad, 13, 800 (1916).

[4] Ausgeführt von J. Grimmer.

[5] Ausgeführt von Svend Möller, Kopenhagen.

[6] Ausgeführt von Frl. Fr. Nunberg.

[7] Ausgeführt von M. Spritzmann.

II. Die mikroanalytische Bestimmung von Kohlenstoff und Wasserstoff.

a) Die Füllung und Herrichtung des Verbrennungsrohres.

Ein Jenaer Hartglasrohr von 10 mm äußerem Durchmesser und 43 cm Länge wird an dem einen Ende zu einem 40 mm langen, dickwandigen Schnabel von 4 mm äußerem Durchmesser ausgezogen. Bis zum Schnabel des Rohres schiebt man eine 4 cm lange, gut passende Silberspirale; dann folgt eine 15 cm lange Schicht von grobem, drahtförmigem Kupferoxyd, das von zwei kleinen Kupferoxydspiralen oder besser etwas Asbest bzw. Platinasbest zusammengehalten wird. Darauf folgt das Platinschiffchen mit Substanz; bei der gewöhnlichen Elementaranalyse folgt auf das Schiffchen eine oxydierte Kupferoxydspirale; bei der Mikroelementaranalyse wurde früher der sog. Diffusionsstöpsel verwendet.[1] Eingehende dies-

[1] Der Diffusionsstopfen hat eine Länge von 4 cm und besteht aus einer Jenaer Hartglasröhre von 5—6 mm äußerem Durchmesser, die einerseits abgeschmolzen, anderseits stark verjüngt und zu einem Häkchen ausgezogen ist. Der zylindrische Teil des Diffusionsstöpsels ist mit einer einfachen Lage dünnen Platinblechs

bezügliche Versuche zeigten uns, daß sowohl die Kupferoxydspirale als auch der Diffusionsstöpsel unnötig sind.[1] Das Rohr liegt auf einer Eisenschiene, diese auf einem einfachen, eisernen Gestell aus Blech; man kann dasselbe Gestell nehmen wie oben beschrieben für die Stickstoffbestimmung, nur ist man genötigt, an diesem Gestell passend — am besten an einem der seitlichen Teile (Abb. 3, a, a_1) — beweglich, einen verschiebbaren, gebogenen, durch Leitung erwärmten Drahtbügel anzubringen. Man bohrt in den seitlichen Ansatz ein kleines Loch, zieht durch dasselbe einen dicken Draht, den man passend umbiegt; der Drahtbügel wird heiß beim Anheizen des Gestells und berührt bei der Ausführung der Analyse einerseits die Kapillare des Chlorkalziumrohrs, anderseits den ausgezogenen Schnabel des Rohres und verhindert dauernd die Kondensation des Wassers an dieser Stelle.[2] Das Rohr ist so passend in die Schiene zu legen, daß nur die Hälfte der Silberspirale direkt erhitzt wird, um das Anbrennen des Verbindungskautschuks zu verhindern. An das Verbrennungsrohr schließt sich der Glasansatz *F* (Abb. 7) an; ein Glasstück derselben

---

umwickelt und dann zum dauernden Haften des Blechs am Glase etwas scharf erhitzt. An das geschlossene Ende schmilzt man eine aus etwa sechs feinen, 1 cm langen Platindrähten gebildete Quaste an.

[1] Professor Pregl machte mich schon vor 2 Jahren darauf aufmerksam, daß er den Diffusionsstöpsel nicht mehr benötigt.

[2] Früher habe ich die sog. Kupfergranate beibehalten, so daß die Silberspirale darin auf 180—240° C erhitzt wurde. Die Kupfergranate dient bei der Preglschen Arbeitsmethode zum Erhitzen des Bleisuperoxyds, das statt der Silberspirale verwendet wird, auf die konstante Temperatur 180° durch eine Mikroflamme.

Weite wie das Verbrennungsrohr, sorgfältig angepaßt und abgeschmirgelt an der Stelle *D*, das zu einer Kapillare ausgezogen ist. Die aus der Abb. 7 ersichtliche Verbindung des Verbrennungsrohrs mit dem Glasansatz *F* mittels eines übergestülpten Kautschukschlauchs ist die einzig einwandfreie. Sehr empfehlenswert und bequem

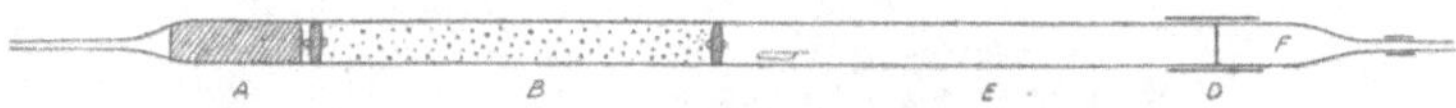

Abb. 7. Verbrennungsrohr für C—H-Bestimmung.
A **Silberspirale;** ***B*** **CuO bzw. Bleichromat.**

ist an der Stelle *D* der Verbindung des Rohres mit dem Trockenapparat ein langer Glasschliff dieser Form

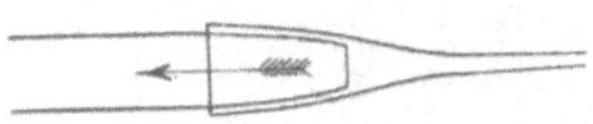

Der Schliff muß ausgezeichnet schließen und unbedingt diese Form haben: das Verbrennungsrohr verjüngt, den Glasansatz darüber und nicht etwa umgekehrt, denn beim umgekehrten Schliff könnte etwas Luft von außen eingesaugt werden, bei dieser Anordnung jedoch kann dies nie der Fall sein. Da die Verbrennung stets beim Zuleiten von trockener Luft bzw. Sauerstoff ausgeführt wird, könnte höchstens etwas hiervon entweichen an der Schliffstelle.[1]

---

[1] Bei der Verwendung eines Verbrennungsrohrs mit Schliff empfiehlt sich die Verwendung von Silberdraht in kleine Stückchen zerschnitten, da eine Silberspirale nicht gut dem Rohr angepaßt werden kann, wegen dem verengten Querschnitt des Schliffs.

b) Der Apparat zum Trocknen des Sauerstoffs und der Luft.

Ein ganz einfacher, gewöhnlicher, guter Trockenapparat ist ausreichend; empfehlenswert ist die Form desselben nach Pregl (Abb. 8), wobei der Kapillaren-

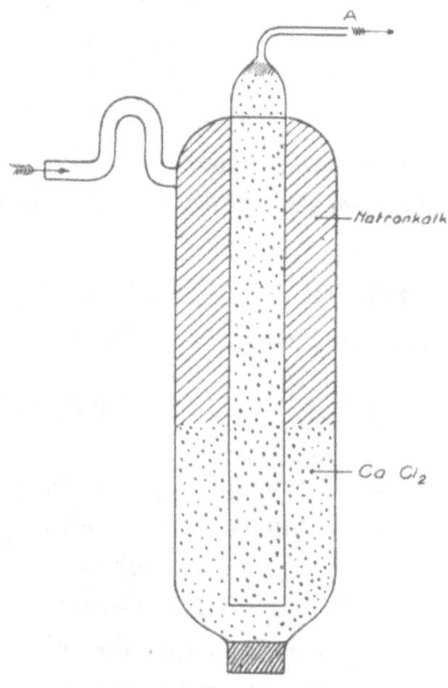

Abb. 8. Trockenapparat.
(Bei *A* schließt sich das Kapillarrohr des Dreiweghahns an.)

dreiweghahn Glas an Glas verbunden ist einerseits mit dem Trockenapparat, anderseits mit dem Glasansatz *F* des Verbrennungsrohrs. Professor Pregl verwendete früher einen Quecksilbergasometer[1] und einen sog. Sauer-

[1] Chem.-Zeitung 38, 510 (1914).

stoffregler, die beide bei dieser vereinfachten Arbeitsmethode unnötig geworden sind. Der Quecksilbergasometer war ein zylindrischer Hohlkörper von etwa 75 ccm Inhalt, nach oben zu verjüngt und mit einem Glashahn versehen, der die Verbindung mit dem früheren Absorptionsröhrchen, dem Kaliapparat, vermittelte. Zwei seitliche Ansätze dienten einerseits zum Auslassen des

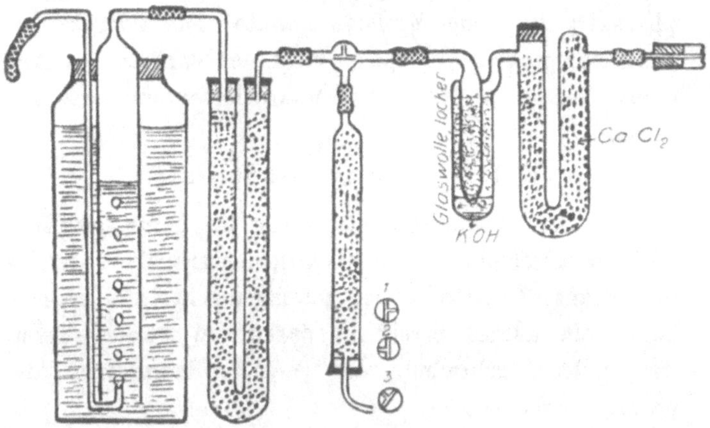

Abb. 9. Sauerstoffregler.
1. **Luftdurchsaugen;** *2.* **Verminderung der Niveaudifferenz im O_2-Rohr;** *3.* **Prüfung auf Dichtigkeit.**

Quecksilbers, anderseits als Steigrohr des Quecksilbers zum Füllen des Gasometers. Am Steigen bzw. Sinken des Quecksilbers ersah man deutlich, ob stets ein Sauerstoffüberschuß vorhanden war. Der Gasometer gestattete ferner, zur Kontrolle die Verbrennungsgase nötigenfalls nochmals durch das Verbrennungsrohr zu schicken.

Der Sauerstoffregler, dessen Prinzip aus der Abb. 9

sofort ersichtlich ist, hatte den großen Vorzug, daß die Substanz ihren Sauerstoffbedarf entsprechend der schnelleren oder langsameren Verbrennung aus der Vorratsflasche des Sauerstoffreglers selbst holt und demgemäß eine fast selbständige Verbrennung der Substanz gestattet.

Die vereinfachte Arbeitsmethode verzichtet jedoch sowohl auf den Gasometer, als auch auf den Sauerstoffregler, da beide unnötigerweise die Arbeitsweise komplizieren; die neue Methode konnte sich auch hierin, dank der großen Absorptionskraft der verbesserten Absorptionsapparate, völlig der Makroelementaranalyse anpassen.

c) Die Absorptionsapparate.

Die Absorptionsapparate haben im Laufe der Entwicklungsgeschichte der Mikroelementaranalyse solche interessante Umwandlungen durchgemacht, daß es sich lohnt, ein kurzes Streiflicht darauf zu werfen, bevor wir zu der Beschreibung der neuen, vollkommenen Apparate übergehen.

Anfänglich verwendete Professor Pregl[1] solche aus gewöhnlichem Eprouvettenglas, mit einem äußeren Durchmesser von 14 mm und einem die Absorptionsmittel aufnehmenden Raum in einer Länge von 14 cm. Bei dem relativ großen Raum derselben war der Einfluß der Temperatur bei der Gewichtsbestimmung so groß, daß es stets mühsamer Wiederholungen der Wägungen erforderte, bis die richtige, endgültige Zahl ermittelt werden

[1] Abderhalden, Biochem. Arbeitsmethoden: F. Pregl, Quantitative Mikroelementaranalyse, Bd. 5, S. 1319 (1912).

konnte. Um diesen störenden Temperatureinfluß zu beheben, hatte Pregl die ausgezeichnete Idee, röhrenförmige Apparate zu verwenden, welche aus einer äußerst dünnwandigen, 8 mm im äußeren Durchmesser messenden Glasröhre angefertigt sind (Abb. 10). An beiden Enden verjüngt sich die Röhre zu dünnen Kapillaren; das Chlorcalciumrohr enthält feinschaumiges Chlorcalcium zwischen zwei Bäuschchen von Glaswolle; das Kalirohr hat eine Füllung von Calciumchlorid und einzelnen Glaswollflocken, die zum Gebrauch mit 50% Kalilauge durch

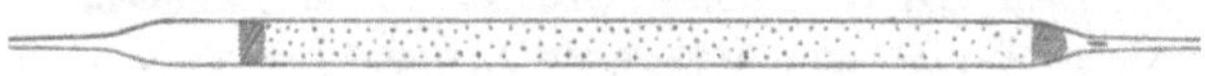

Abb. 10a. Erste Form des Chlorcalciumrohrs.

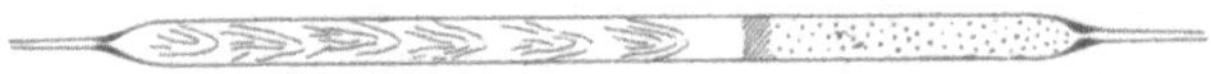

Abb. 10b. Erste Form des Kalirohrs.

vorsichtiges Einsaugen getränkt sind, was ein sorgfältiges Reinigen der Kapillare bedingt; ein so beschicktes Kalirohr kann für zwei Verbrennungen Verwendung finden. Bemerkenswert ist der geniale Einfall die Kapillaren mit einer Lumenverengerung zu versehen (Abb. 10b). Nach 10—15maligem Gebrauch mußte man die Röhrchen, die schon feuchtes Chlorcalcium enthalten, durch passendes Erwärmen regenerieren. Bei diesem Kalirohr mußte der sog. „Absorptionsgang", d. h. die stetige Zunahme des offenen Apparats an der Wage, berücksichtigt werden. Später verbesserte Pregl die Apparate insofern, als er den „Absorptionsgang" derselben beseitigen konnte durch Anbringung von mehreren Lumenverjüngungen (Abb. 11).

Die bei der vereinfachten Arbeitsmethode verwendeten Absorptionsapparate[1] sind aus einer dünn-

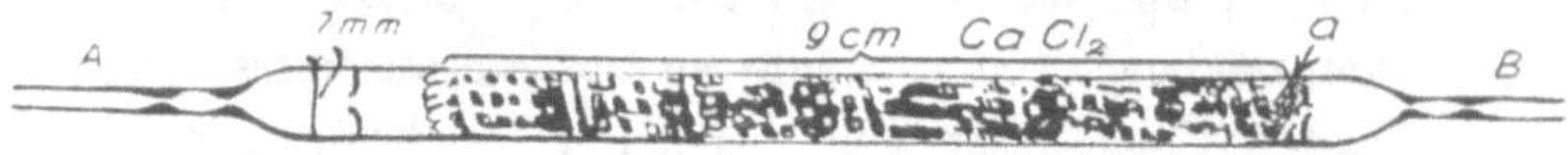

a = Glaswolle, fest und dicht verstopft, damit kein $CaCl_2$ verstaubt.

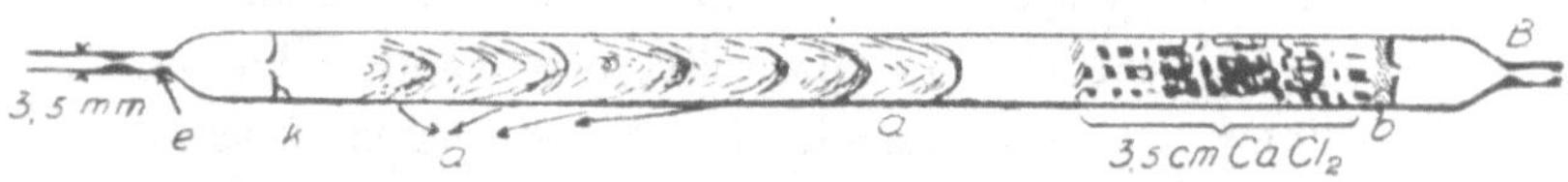

a = 6 bis 7 sehr lockere Glaswollflöckchen, die mit KOH benetzt sind und Hohlräume zwischen sich einschließen.
b = Glaswolle, fest und dicht verstopft, damit kein $CaCl_2$ verstaubt.

Abb. 11. Die Absorptionsapparate nach Pregl.

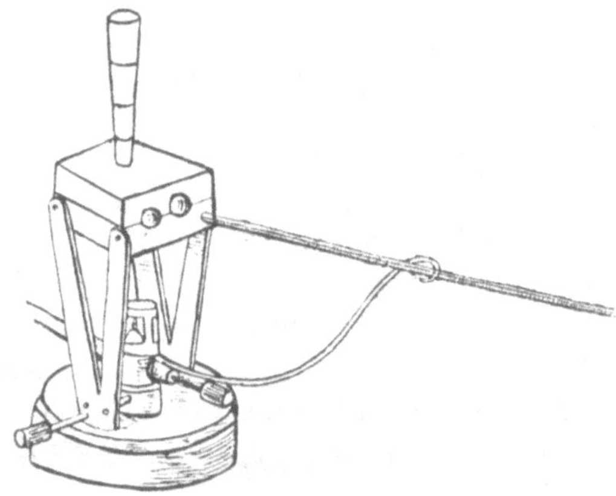

Abb. 11a. Regenerationsapparat für die Preglschen Absorptionsapparate.

[1] Diese Apparate, sowie sämtliche Apparatur für die vereinfachte Mikroelementaranalyse liefern „Vereinigte Fabriken für Laboratoriumsbedarf", Berlin N. 39, Scharnhorststr. 22, und Dr. Bender & Dr. Hobein in München und Zürich.

wandigen, 7 mm im äußeren Durchmesser messenden Glasröhre angefertigt, die an beiden Enden sich in starke Röhrchen von äußerem Durchmesser 3,5 mm verjüngt.[1] Diese Kapillaren weisen je zwei Verjüngungen des Lumens auf. **Von außerordentlicher Bedeutung ist die Anbringung eines guten Schliffs**, der ermöglicht, die Füllung der Apparate leicht zu erneuern (Abb. 12).

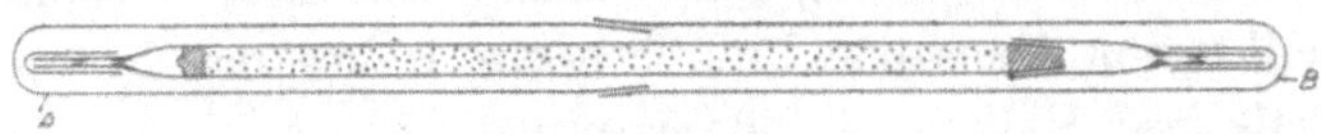

Abb. 12. Absorptionsapparate für CO_2 bzw. H_2O. (Neueste, einwandfreie Form, mit Schliff versehen, eingeschlossen in zwei Präparatengläschen *A*, *B*).

Sorgfältig eingefettet, schließt der Schliff ausgezeichnet. Die beiden Kapillaren der Apparate stecken in kleinen Verschlußröhren: 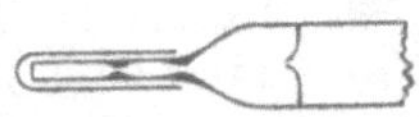, die einen schnellen Temperaturausgleich gestatten und völlige Gewichtskonstanz zeigen, soweit sie erforderlich ist für die richtige Ausführung der Analyse. Ein jeder der Absorptionsapparate wird ferner eingeschlossen in zwei passende Präparatengläschen, die in der Mitte mit einem Schliff versehen sind. Auf diese überaus einfache Weise erhält man die Apparate mindestens eine Stunde völlig gewichtskonstant; die Gewichtszunahme ist selbst nach tagelangem Stehen recht klein. Das Chlorcalciumrohr ist innerhalb zweier Wattepfropfen mit Chlorcalcium von

[1] Die längliche Form der Apparate dürfte mit der Zeit auch modifiziert werden; ihr großer Vorzug ist die leichte Reinigung derselben.

Hirsekorngröße[1], das Natronkalkröhrchen mit Natronkalk von Hirsekorngröße gefüllt. Ein drittes Natronkalkröhrchen dient zur Kontrolle, es verbleibt fast gewichtskonstant; bei der Verwendung von frischem Natronkalk beobachtet man, daß derselbe Spuren von Feuchtigkeit an die trockenen Gase (Luft bzw. Sauerstoff) abgibt und deshalb kann man in einzelnen Fällen Gewichtsverminderung wahrnehmen. Aus diesem Grunde füllen wir das dritte Röhrchen zur Hälfte mit Natronkalk, zur Hälfte mit Chlorcalcium.

Die gefüllten Apparate werden zum erstenmal mit einem feuchten Lappen gereinigt und mit einem mehr-

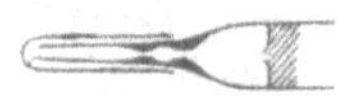

Abb. 12a. Kapillarrohr des Absorptionsapparates mit dem losen Verschluß und den beiden Lumenverengungen.

fach zusammengelegten Gazelappen sorgfältig abgewischt; später genügt das einfache Abwischen mit dem Gazelappen. Man läßt die Apparate 15 Minuten bis zum völligen Temperaturausgleich nur an den Kapillarenden lose verschlossen stehen und wägt sie alsdann. Das Gewicht der Absorptionsapparate beträgt 5—6 g. Die Absorptionsapparate bringt man mittels eines Aluminium-

---

[1] Da das Chlorcalcium oft basische Chloride enthält und infolgedessen nicht nur Wasser, sondern auch Kohlensäure absorbiert, ist es nötig, dasselbe zuvor mit Kohlensäure abzusättigen und alsdann durch Einsaugen trockener Luft die Kohlensäure zu verdrängen und erst so präpariertes $CaCl_2$ einzufüllen.

trägers auf die Wage (Abb. 13). An den dritten Absorptionsapparat schließt sich ein kleines Waschfläschchen

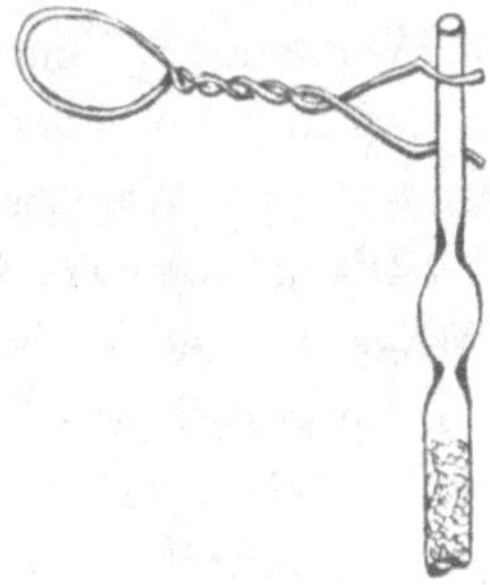

Abb. 13. Aluminiumträger.

an, mit konzentrierter H_2SO_4 gefüllt, als Blasenzähler (vgl. Abb. 1).

d) Ausführung der Analyse.

Das Verbrennungsrohr wird im Sauerstoffstrom ausgeglüht und im Sauerstoff- oder Luftstrom abkühlen gelassen. Während des Ausglühens des Verbrennungsrohrs wägt man die Substanz und die drei Absorptionsapparate ab. Die Wägung der Substanz erfolgt in einem kleinen Platinschiffchen (Abb. 14), das man zuvor an

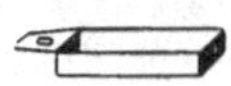

Abb. 14. Platinschiffchen.

einem Platinhäkchen ausglüht und auf einem Kupferblock abkühlen läßt. Das Schiffchen wird mit einer reinen Pinzette angefaßt und vom Kupferblock auf die Wage gebracht. Die Substanz wird mit Hilfe eines einfach gefalteten Papierstreifens oder eines Platinspatels mühelos in das Schiffchen gebracht, das letztere ist vor der Wägung sorgfältig mit einem feinen Pinsel abzustäuben; auch hier empfiehlt sich die Verwendung eines Taragewichtchens für das Schiffchen aus Aluminiumdraht. Hygroskopische Substanzen müssen in dem Wägegläschen (Abb. 4) zur Wägung gelangen. Die gewogenen Absorptionsapparate werden von der Wage zu der Verbrennungsstelle übertragen auf einem Drahtgestell, wie man solche in jeder Papierhandlung erhält als Gestell für Bleistifte und Federhalter, wo jeder Absorptionsapparat nur auf zwei Punkten aufliegt; vorteilhaft sind auch solche Gestelle aus gebogenem Glasstab, einfach hergestellt und in einer Zigarrenkiste festgelegt. Das Chlorcalciumrohr verbindet man mittels eines gut gereinigten Kautschukrohrs, Glas an Glas, mit dem Schnabel des Verbrennungsrohrs einerseits, mit dem ersten Natronkalkröhrchen anderseits;[1] dann schließt sich das dritte Röhrchen an und der Blasenzähler.

Der Verbindungsschlauch der Absorptionsapparate ist 15 mm lang, mit Hilfe eines auf einem Draht aufgewickelten Wattebäuschchens inwendig ausgeputzt, mit Glyzerin befeuchtet und danach mit einem zweiten, trockenen Wattebäuschchen ausgerieben; die unwägbare Glyzerinmenge, die dabei im Schlauch zurückbleibt, ermöglicht ein leichtes Gleiten über den Glasoberflächen.

---

[1] Die Verbrennungsgase passieren zuerst den Teil des Rohres ohne Schliff, d. h. der Schliff befindet sich stets am weitesten entfernt vom Rohre.

Alsdann wird das Platinschiffchen mit Substanz bei *D* eingeführt, was sehr rasch geschehen muß, sonst findet man leicht zu viel Wasser bei längerem Offenstehen des Rohres. Jetzt kann man den großen Brenner

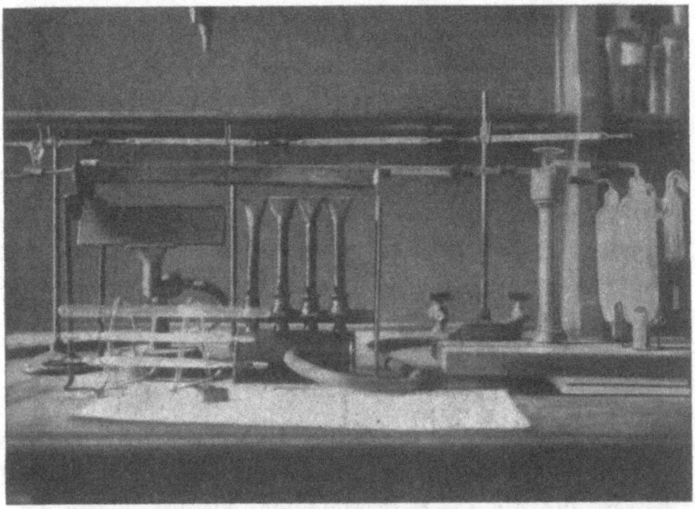

Abb. 15. Die Apparatur der vereinfachten Mikroanalyse für C- und H-Bestimmung. (Die Absorptionsapparate sind aus Platzmangel über dem Verbrennungsrohr angebracht.) (Photogr. Aufnahme von stud. phil. F. Blumer.)

anzünden und das Rohr mit einem Teil des Kupferoxyds zur hellen Rotglut innerhalb 5 Minuten bringen. Die Stelle, wo das Platinschiffchen ist, ist vollkommen kalt. Jetzt zündet man 2—3 cm rechts von dem Schiffchen eine kleine Flamme an und wartet ruhig, unter stetem langsamen Sauerstoff- oder Luftstrom etwa 5 Minuten unter Umständen unter Vergrößerung der Flamme; in dieser Zeit ist die Substanz vollkommen ruhig verbrannt. Innerhalb der nächsten 5 Minuten bringt man das ganze Rohr in helle Rotglut und leitet alsdann durch zweckmäßiges Umdrehen des Dreiweghahnes trockene Luft etwa 10—15 Minuten hindurch. Inzwischen muß man stets dafür besorgt sein, daß durch Auflegen und Verschieben des heißen Drahtbügels das Wasser aus der Kapillare des Chlorcalciumrohrs langsam verjagt wird. Die Absorptionsapparate werden abgenommen, wie vorher sorgfältig gereinigt und nach 15 Minuten — nur das verjüngte, offene Ende der Absorptionsapparate mit den kleinen Glasröhren lose verschlossen — gewogen. Die gewogenen Apparate sind natürlich sofort wieder für eine weitere Analyse gebrauchsfähig.

e) Mikroelementaranalyse halogen- oder schwefelhaltiger Substanzen.

In der Folge unserer Arbeiten erwies es sich vorteilhafter, für die C—H-Bestimmung ein besonderes Verbrennungsrohr zu haben, das als Füllung statt des Kupferoxyds Bleichromat in Hirsekorngröße enthält. Die Füllung des Rohres ist wie oben beschrieben: Silberspirale, zwischen etwas Asbest bzw. Platinasbest die 15 cm lange Schicht von Bleichromat, auf die das Schiffchen mit Substanz folgt. Es ist zu beachten, daß man das Bleichromat nicht so stark zu erhitzen braucht, wie das Kupferoxyd, da es sonst am Glase anschmilzt.

Ich lasse hier wieder nur einige Beleganalysen folgen und zwar wurden womöglich stets die ersten Mikroanalysen der Mitarbeiter gewählt, um zu zeigen, daß sofort die erste Analyse des Anfängers gute Resultate liefert:

Nitroiminodipropionitril:[1]

7,248 mg Subst.:	3,13 mg H_2O	= 4,83 % H gef.,	4,76 % H ber.
	11,387 mg CO_2	= 42,83 % C gef.,	42,85 % C ber.

2-3-5-6-Tetraketo-1-methylhexahydro-1-4-diazin:[2]

6,47 mg Subst.:	1,84 mg H_2O	= 2,90 % H gef.,	2,56 % H ber.
	9,05 mg CO_2	= 38,08 % C gef.,	38,46 % C ber.

Phenyliminodiazetamid:[3]

7,415 mg Subst.:	15,905 mg CO_2	= 58,5 % C gef.,	58,0 % C ber.
	4,445 mg H_2O	= 6,6 % H gef.,	6,2 % H ber.

o-Dimethoxy-p-dioxy-m-diazetyldiphenylmethan:[4]

6,680 mg Subst.:	3,545 mg H_2O	= 5,93 % H gef.,	5,83 % H ber.
	16,350 mg CO_2	= 66,75 % C gef.,	66,40 % C ber.
6,325 mg Subst.:[5]	3,415 mg H_2O	= 6,04 % H gef.,	5,83 % H ber.
	15,430 mg CO_2	= 66,53 % C gef.,	66,40 % C ber.

Weinsäure:[6]

14,49 mg Subst.:	5,460 mg H_2O	= 4,18 % H gef.,	4,00 % H ber.
	16,940 mg CO_2	= 31,96 % C gef.,	32,00 % C ber.

Naphtalin:[7]

10,439 mg Subst.:	35,836 mg CO_2	= 93,6 % C gef.,	93,75 % C ber.
	6,361 mg H_2O	= 6,6 % H gef.,	6,25 % H ber.

[1] Ausgeführt von Dr. F. Wittka.

[2] Ausgeführt von J. Petters.

[3] Ausgeführt von Frl. W. D. Wensink, Utrecht.

[4] Ausgeführt von Ch. Gränacher.

[5] Ausgeführt von J. Grimmer.

[6] Ausgeführt von F. Blumer.

[7] Ausgeführt von Dr. I. J. Rinkes, Leiden; vgl. auch das Referat über die vereinfachte Mikroelementaranalyse, Chem. Weekblad, **13**, 800 (1916).

Kampfersäure:[1]

10,36 mg Subst.: 7,830 mg H_2O = 8,46 % H gef., 8,00 % H ber.
22,728 mg CO_2 = 59,87 % C gef., 60,00 % C ber.

Oxalsäure:[2]

10,690 mg Subst.: 4,490 mg H_2O = 4,70 % H gef., 4,7 % H ber.
7,450 mg CO_2 = 19,01 % C gef., 19,2 % C ber.

Chlorwasserstoffsaure α-Aminoisobuttersäure:[3]

11,350 mg Subst.: 6,59 mg H_2O = 6,50 % H gef., 7,17 % H ber.
14,475 mg CO_2 = 34,78 % C gef., 34,40 % C ber.

3-5-Diketo-1-nitro-2-6-dimethyl-hexahydro-1-4-diazin:[4]

5,305 mg Subst.: 7,515 mg CO_2 = 38,63 % C gef., 38,50 % C ber.
2,255 mg H_2O = 4,76 % H gef., 4,85 % H ber.

2-4-Diketo-3-Phenyltetrahydrothiazol[5] $C_9H_7O_2NS$:

9,03 mg Subst.: 18,610 mg CO_2 = 56,21 % C gef., 55,96 % C ber.
2,95 mg H_2O = 3,65 % H gef., 3,61 % H ber.

---

[1] Ausgeführt von Svend Möller, Kopenhagen.

[2] Ausgeführt von M. Spritzmann.

[3] J. V. Dubsky und W. D. Wensink, Berl. Ber. **49**, 1134 (1916).

[4] J. V. Dubsky, Berl. Ber. **49**, 1045 (1916).

[5] Ausgeführt von Ch. Gränacher.

Zusammenfassung.

Die vereinfachte Mikroelementaranalyse hat zurzeit eine große Vollkommenheit erreicht; die Ausführung der einzelnen Operationen ist einfacher und angenehmer als bei der Makroanalyse. Der größte Vorzug der oben beschriebenen Methode ist jedoch, daß ein jeder, der die Makroanalyse beherrscht, von selbst auch die Mikroelementaranalyse ausführen kann. In der Tat hatten wir im Laufe des Sommersemesters 1915 reichlich Gelegenheit, die Arbeitsmethoden von vielen Mitarbeitern und Studierenden des chemischen Instituts der Universität Zürich ausprüfen zu lassen und die Erfahrung lehrt uns, die vereinfachte Mikroelementaranalyse sei leichter zu erlernen und zu beherrschen als die Makroanalyse, und deren Einführung in den gewöhnlichen Studienplan der Hochschulen stehe nichts mehr entgegen.[1]

Zum Schluß sei es mir vergönnt, Herrn Professor Dr. A. Werner und dem Kuratorium der Stiftung für wissenschaftliche Forschung an der Universität Zürich

[1] Vgl. auch das Referat über die vereinfachte Mikroelementaranalyse von Dr. I. J. Rinkes, Leiden, Chem. Weekblad, 13, 800 (1916).

meinen besten Dank auszusprechen für die hochherzige, verständnisvolle Unterstützung dieser Arbeiten.

Meinen Mitarbeitern, besonders den Herren J. Petters, Ch. Gränacher und Frl. W. D. Wensink spreche ich für ihre eifrige Unterstützung beim Ausprüfen dieser Arbeitsmethoden ebenfalls meinen besten Dank aus.[1] Ferner ist es mir eine angenehme Pflicht, dem Verlag für das freundliche Entgegenkommen und die geschmackvolle Ausstattung des Büchleins meinen herzlichen Dank auszusprechen.

---

[1] Erst beim Korrekturlesen erhielt ich die neueste Auflage von Hans Meyer: „Analyse und Konstitutionsermittlung organ. Verbb.", in der Dr. A. Eckert S. 981—998 die neuesten Arbeitsmethoden Pregls beschreibt. Derselben entnehme ich, sowie einer brieflichen Mitteilung Pregls, daß er Absorptionsapparate mit Schliffe shon seit Oktober 1913 verwendet. Leider war mir diese Tatsache völlig unbekannt und so war ich, völlig unabhängig von Pregl, gezwungen, die ersten mühsamen Versuche in dieser Richtung zu unternehmen, die alsdann zu der erfolgreichen Vereinfachung der Mikroanalyse führten. Bei einzelnen Verbindungen ist die „Universalfüllung" Pregls zu empfehlen, falls man nicht die Methode von Benedikt (American Chemical Journ. **23**, S. 343 [1900]) bevorzugt; mit der Untersuchung solcher Ausnahmefälle sind wir noch beschäftigt.

FSC
www.fsc.org
MIX
Papier | Fördert gute Waldnutzung
FSC® C083411

Zeitfracht Medien GmbH
Ferdinand-Jühlke-Straße 7
99095 Erfurt, Deutschland
produktsicherheit@kolibri360.de